Eug. BONNET

Pharmacien de 1re classe,
Ex-préparateur de toxicologie,
Ex-interne des Hôpitaux,
Docteur en Pharmacie.

Dosage rapide
dans les urines

De l'acide urique

et des composés xantho-uriques

par le permanganate de potasse

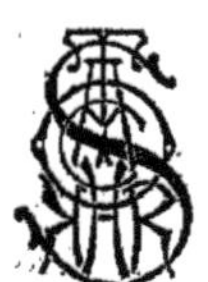

A. STORCK & Cie, IMPRIMEURS-ÉDITEURS. LYON
PARIS, 16, rue de Condé, près l'Odéon

1904

Eug. BONNET
Pharmacien de 1re classe
Ex-préparateur de toxicologie
Ex-interne des Hôpitaux
Docteur en Pharmacie

Dosage rapide
dans les urines

De l'acide urique
et des composés xantho-uriques
par le permanganate de potasse

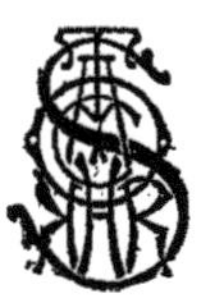

A. STORCK & Cie, IMPRIMEURS-ÉDITEURS. LYON
PARIS, 16, rue de Condé, près l'Odéon

1904

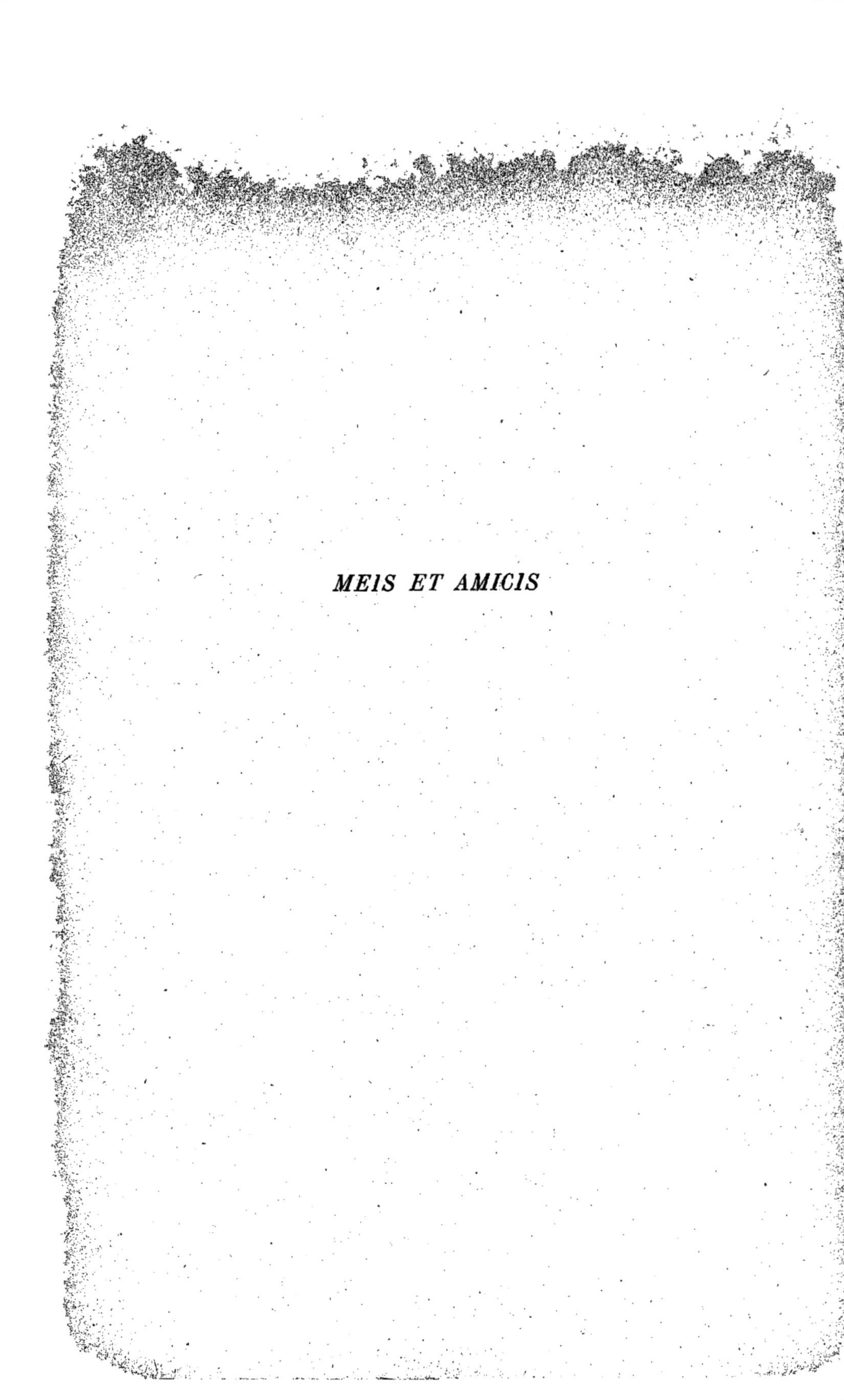

MEIS ET AMICIS

PRÉFACE

Arrivé au terme de nos études pharmaceutiques, nous sommes heureux de profiter de l'occasion que nous offre la soutenance de notre thèse pour présenter, à tous nos maîtres de l'Université et des Hôpitaux de Lyon, l'expression de notre plus profonde reconnaissance et de notre entière gratitude. Nos remerciements s'adresseront d'abord à M. le professeur Florence qui a bien voulu accepter la présidence de notre thèse et nous n'oublierons jamais l'accueil bienveillant que nous reçûmes à son laboratoire et les conseils autorisés qu'il nous prodigua si souvent.

Que M. le professeur agrégé Moreau, dont nous avons eu le privilège d'être le préparateur pendant trois ans, reçoive ici l'expression de nos remerciements les plus sincères. Durant ces années d'études, il nous a initié aux préparations difficiles et aux dosages délicats, et certes, notre plus beau titre sera d'avoir été son élève.

Que MM. les professeurs agrégés Sambuc et Barral veuillent bien croire à notre entière reconnaissance.

M. Sambuc, dont la haute érudition nous fut parfois si utile pour la traduction des textes étrangers, nous reçut toujours avec la plus haute bienveillance, et M. Barral en qui nous avons trouvé un maître dévoué ne nous ménagea, à ses travaux pratiques, ni ses conseils éclairés, ni ses encouragements.

Il nous reste encore à remercier M. Aubert, pharmacien en chef de l'hôpital de la Charité, dont nous fûmes l'interne pendant deux années consécutives, et M. Wittenet, docteur ès sciences, préparateur au laboratoire de chimie organique, qui nous donnèrent bien souvent des conseils précieux.

Nos remerciements s'adresseront également à notre camarade Chenu, préparateur au laboratoire de pharmacologie, qui a bien voulu faciliter la fin de notre travail en opérant sur les mêmes urines que les nôtres des dosages comparatifs confirmant la justesse de notre méthode.

INTRODUCTION

L'acide urique est un des éléments les plus importants de l'urine. Il fut découvert, en 1776, par Bergmann et Scheele ; celui-ci qui le retira des calculs urinaires le nomma acide lithique. En 1798, il fut retrouvé par Pearson dans les concrétions articulaires des goutteux.

En 1802, Fourcroy reconnut que l'acide lithique oxydé fournit de l'urée ; il lui donna la dénomination actuelle d'acide urique. « Il n'y a pas de corps en chimie organique, disaient déjà Liebig et Wohler, qui ait plus vivement attiré l'attention des chimistes et des physiologistes que l'acide urique. »

Sa constitution, bien qu'on puisse se procurer ce corps facilement en le retirant de l'urine humaine ou mieux des excréments des serpents ou du guano, a exigé de longs et pénibles travaux pour être connue. En 1838, Liebig et Woehler décrivirent les nombreux dérivés d'oxydation de l'acide urique : alloxane, acide parabanique, etc. En 1863, Adolphe Bayer compléta le groupe des uréides dans lequel il fit rentrer l'acide urique et ouvrit la voie aux recherches ultérieures

sur la synthèse de ce corps en faisant la synthèse de
de l'acide pseudo-urique.

$$\text{CO} \Big\langle \begin{matrix} \text{AzH—CO} \\ | \\ \text{CH—AzH} \\ | \\ \text{AzH—CO—AzH} \end{matrix} \Big\rangle \text{CO}$$

En 1882, Horbaczewski après Grimaux fit la synthèse de l'acide urique. Cette synthèse est intéres-
sante, car elle montre que l'acide urique peut être
considéré comme un corps résultant de la soudure
de deux molécules d'urée et d'un copule tricarboné.

Plus récemment, Emil Fischer fit la synthèse de
l'acide urique par déshydratation de l'acide pseudo-
urique synthétique de Bayer. De plus, il rattacha
comme possédant le même noyau purique

$$\text{HC} \Big\langle \begin{matrix} \text{Az=CH} \\ | \\ \text{C—AzH} \\ | \\ \text{Az—C—Az} \end{matrix} \Big\rangle \text{CH}$$

l'acide urique ou trioxypurine aux leucomaïnes
xanthiques ou corps alloxuriques (xanthine-hypoxan-
thine, guanine, adénine) qui l'accompagnent dans
l'urine.

Les travaux d'Emil Fischer montrant la possibilité
de passer de l'acide urique aux corps alloxuriques
ont le grand intérêt physiologique de rattacher l'acide
urique aux nucléoalbumines, éléments spécifiques de
noyaux cellulaires, puisque Kossel a établi que ces
corps alloxuriques sont eux-mêmes contenus dans la
molécule complexe de ces nucléoalbumines. Il est
donc très admissible que la décomposition des noyaux

cellulaires puisse donner de l'acide urique. Dès lors, on peut résumer en trois groupes les nombreuses théories physiologiques qui ont été proposées pour expliquer la genèse de l'acide urique dans l'organisme.

1° L'acide urique est un produit incomplet de l'oxydation des matières albuminoïdes : théorie soutenue par Wœhler, Bouchard, Bartels, mais aujourd'hui abandonnée.

2° L'acide urique se forme aux dépens des nucléines mises en liberté par la destruction des leucocytes (Horbaczewski).

3° L'acide urique est élaboré au cours d'un processus synthétique opéré à partir de l'urée et du glycocolle ou de l'urée et de l'acide lactique (Hugo Wiener, Sambuc).

Ces deux dernières théories dont aucune n'est parfaite, mais qui se complètent mutuellement en s'appuyant l'une et l'autre sur d'excellents arguments expérimentaux et cliniques, sont le reflet des conceptions chimiques sur la synthèse de l'acide urique. Dans l'état actuel de la science, il est admissible que les deux processus qu'elles invoquent puissent s'accomplir dans un même organisme. Nous n'avons encore aucun moyen de discerner dans chaque cas particulier la part de chacun d'eux.

Il serait cependant très utile de pouvoir être fixé sur l'origine de l'acide urique, car si l'on a fait tant de travaux sur ce corps, c'est pour arriver à reconnaître les relations qui existent entre sa production et les différents états pathologiques. Ces relations sont indéniables, quoique encore imparfaitement connues ; aussi son élimination dans l'urine est sujette à des augmentations qui coïncident souvent avec les mêmes symptômes (leucocytose) et son accumulation dans le tissu cartilagineux s'accompagne souvent du syndrome appelé goutte.

Il ne nous appartient pas d'étudier ces relations, nous les signalerons simplement pour insister sur la nécessité où est la médecine de connaître exactement les causes de production de l'acide urique. A la base de ces études physiologiques et cliniques si intéressantes est la question que nous nous proposons d'étudier ici : le dosage de l'acide urique.

Certes un grand nombre de procédés de dosage ont déjà été donnés, un seul est resté au-dessus de toute critique, c'est celui de Salkowsky-Ludwig, mais s'il donne d'excellents résultats, il est malheureusement d'une pratique longue et délicate et le pharmacien est bien souvent dans l'impossibilité de l'employer. Il a donc recours aux méthodes volumétriques moins longues et plus faciles. De ces dernières on peut faire deux divisions :

1º Celles dosant l'acide urique seul ;

2º Celles dosant en même temps l'acide urique et composés xanthiques.

Autrefois, on croyait que les composés xanthiques avaient la même origine que l'acide urique, mais aujourd'hui on admet que l'acide urique est un déchet des noyaux cellulaires de l'organisme et que la plupart des composés xanthiques proviendraient simplement de l'alimentation. Aussi, à notre avis, serait-il

préférable de doser l'acide urique seul, ce qui évite-
rait de commettre certaines erreurs. En effet, si un
malade prend de la théobromine, de la caféine ou des
substances contenant ces deux alcaloïdes, le dosage
en bloc des composés xantho-uriques ne saurait donner
aucun renseignement utile puisqu'il est impossible de
séparer les composés xanthiques qui ont été fabriqués
par l'organisme de ceux qui ont été apportés dans
l'urine par le médicament. Pourtant on peut s'inté-
resser dans certains cas aux variations de ces composés xantho-uriques, c'est pourquoi nous avons cherché
une méthode permettant à la fois de doser l'acide
urique seul et de doser en bloc l'acide urique et les
composés xanthiques ; on obtient par différence les
composés xanthiques. Pour notre étude, nous avons
rejeté les méthodes indirectes, la chimie nous four-
nissant des corps agissant directement sur l'acide
urique, et nous avons songé à reprendre et à mettre
au point, malgré des recherches déjà nombreuses
mais très confuses, la méthode au caméléon intro-
duite pour la première fois en urologie par Byasson,
en 1882.

Notre but a été de reprendre tous les procédés au
permanganate indiqués jusqu'ici et de doter le pharmacien d'une méthode simple et rapide, d'une exécution facile, capable cependant de fournir de bons
résultats cliniques. Nous croyons être arrivé à notre
but et avoir établi une méthode permettant de doser,
à la fois, l'acide urique seul, la somme des composés
dérivant de la purine et enfin par différence les composés xanthiques.

Pour cela il suffira d'opérer sur deux mêmes échantillons d'urine, mais d'employer deux précipitants différents.

Nous avons contrôlé nos résultats avec la méthode de Salkowsky-Ludwig pour le dosage de l'acide urique seul et par la méthode de Hermann-Haycraft-Denigès pour le dosage des composés xantho-uriques.

Nous avons divisé notre travail en quatre parties :

1° Historique des méthodes au permanganate de potasse;

2° Étude sur la précipitation et dosage de l'acide urique pur;

3° Précipitation et dosage de l'acide urique et des composés xantho-uriques dans les urines;

4° Comparaison des résultats obtenus par notre méthode à ceux obtenus par les méthodes classiques de Salkowsky et Hermann sur des urines normales et pathologiques.

CHAPITRE PREMIER

Historique des procédés au permanganate de potassium.

Procédé Byasson. — Byasson a été le premier à employer le permanganate de potassium pour doser l'acide urique; sa méthode date de 1882.

Il précipite l'acide urique avec une solution de :

$$
\begin{aligned}
&\text{Baryte hydratée} \ldots \ldots \quad 5 \text{ grammes} \\
&BaCl_2. \ldots \ldots \ldots \ldots \quad 5 \quad — \\
&H_2O \ldots \ldots \ldots \ldots \ldots \quad 100 \quad —
\end{aligned}
$$

50 c.c. d'urine acidifiés légèrement par SO_4H_2 sont mis dans un verre en expérience et on précipite avec le réactif ci-dessus. Il se dépose un précipité floconneux et blanc très complexe qui renferme tout l'acide urique. On lave le précipité, on acidifie par SO_4H_2 et on chauffe. La solution de permanganate de potasse à 1/1000 est versée jusqu'à la coloration rose permanente.

En multipliant le nombre de centimètres cubes de caméléon par 0 gr.0033 on a la quantité d'acide urique.

L'auteur signale qu'il est important, lorsqu'on

verse la solution de permanganate, « de chauffer pour hâter l'opération, mais non de faire bouillir, car il se produirait du sexquioxyde de manganèse insoluble qui à l'ébullition se décompose $Mn^2O^8K^2$ par une action de présence. » (Byasson.)

Procédé Hopkins. — A 100 c.c. d'urine on ajoute 10 grammes de chlorhydrate d'ammoniaque, tout l'acide urique est précipité à l'état d'urate d'ammoniaque. Après deux heures de repos, on jette sur un filtre et on lave le précipité avec une solution saturée de AmCl.

L'urate ammonique est dissous dans l'eau bouillante. On complète le volume à 100 c.c., on ajoute 20 c.c. d'acide sulfurique concentré, ce qui porte la température à environ 60°. Dans la solution on laisse tomber le permanganate de potasse $N/20$ jusqu'à coloration rose persistante. En multipliant par 3,75 le nombre de centimètres cubes de solution de caméléon, on a le poids d'acide urique en milligrammes contenu dans l'échantillon.

Procédé Hopkins modifié par Ritter. — 100 c.c. d'urine sont saturés de chlorhydrate d'ammoniaque, le précipité d'urate d'ammoniaque qui prend naissance est lavé avec une solution de sulfate d'ammoniaque exempt de fer, puis on le dissout à chaud dans de l'eau légèrement alcalinisée par du carbonate de soude, on laisse refroidir, on porte le volume de la solution à 100 c.c., on y ajoute 20 c.c. de SO^4H^2, puis le titrage est effectué à l'aide d'une solution de permanganate $N/20$ (1,6 p. 1000.)

Dans ces conditions, 1 c.c. de la solution permanganique correspond à 0 gr. 00361 d'acide urique.

Procédé Cazé. — A 100 c.c. d'urine préalablement filtrée et limpide on ajoute 30 grammes de chlorhydrate d'ammoniaque pulvérisé. On agite à l'aide d'une baguette armée d'un bout de caoutchouc puis on ajoute 3 c.c. d'ammoniaque, on remue à nouveau et on abandonne au repos pendant une heure en agitant de temps en temps. Après avoir laissé le précipité se tasser on opère la filtration à l'aide d'un entonnoir à succion sur un filtre plat. On lave le précipité avec HCl 1/20. On enlève le filtre contenant le précipité et le tout est placé dans une fiole conique avec 30 c.c. d'eau distillée, on ajoute 5 c.c. d'une solution de soude à 40 p. 1000. Le précipité se dissout : on complète à 200 c.c. avec eau distillée, on ajoute 10 c.c. de SO_4H_2 étendu, on chauffe à 50° et on titre au permanganate de potasse. Le nombre de centimètres cubes de caméléon trouvé multiplié par 0,00376 donnera la quantité d'acide urique contenu dans 100 c.c. d'urine. Le dosage demande 1 h. 3/4.

Procédé Follin. — A 100 c.c. d'urine on ajoute 10 grammes de sulfate d'ammoniaque pour rendre l'urine très légèrement alcaline, on agite et on laisse reposer deux heures. On recueille le précipité sur un filtre que l'on lave avec une solution de sulfate d'ammoniaque à 10 p. 100 (50 c.c. suffisent). On dissout le précipité sur le filtre avec de l'eau bouillante légèrement alcalinisée. On complète à 100 c.c., on ajoute 15 c.c. d'acide sulfurique et on titre au permanganate $N/20$ jusqu'à coloration rose persistante.

n c.c. $\times$ 3,75 = en milligrammes la quantité d'acide urique.

On ajoute au résultat 1 milligramme pour compenser la perte par solubilité de l'urate d'ammoniaque.

Procédé Follin-Hopkins. — A 100 centimètres cubes d'urine filtrée on ajoute 10 grammes de chlorure d'ammonium cristallisé pur et de l'ammoniaque jusqu'à alcalinité franche. On agite et, après trois heures de repos, on filtre pour recueillir l'acide urique qui est précipité ; on lave avec une solution à 10 p. 100 de sulfate d'ammoniaque jusqu'à disparition du chlore dans les eaux de lavage. L'acide urique est alors dissous sur le filtre dans 100 centimètres cubes d'eau bouillante, on sursature la liqueur par un léger excès d'acide sulfurique, on ajoute 15 centimètres cubes de $SO H^2$ en maintenant la température entre 55° et 65°, on titre avec une solution de permanganate $N/20$. Un centimètre cube de permanganate représente 3 mill. 75 d'acide urique. En ajoutant, comme correction, 3 milligrammes d'acide urique au résultat brut de l'analyse, le dosage est exact.

Méthode Otto-Follin et Schaffer — On précipite avec un réactif dont la formule est :

Sulfate d'ammoniaque.	5oo
Acétate d'urane.	5
Acide acétique à 10 p. 100. . . .	6o c.c.
Eau	65o c.c.

On prend 300 centimètres cubes d'urine et 75 centimètres cubes de réactif et après cinq minutes de repos on filtre. On recueille 125 centimètres cubes, on ajoute 5 centimètres cubes d'AzH^3 et on abandonne au lendemain. On filtre à la trompe et on lave le précipité avec une solution de sulfate d'ammoniaque à 10 p. 100. L'urate d'ammoniaque est entraîné avec le jet d'une pissette, on ajoute 15 centimètres cubes de SO^{4}H^2 concentré et on titre au permanganate de potasse $N/20$. On ajoute 3 milligrammes pour les 100 centimètres cubes d'urine employés. La correction a été établie par comparaison avec les dosages faits par le procédé Salkowski.

Procédé Mallet. — On précipite l'acide urique à l'état d'urate cuivreux en employant les mêmes solutions que dans la méthode de Denigès et en opérant sur 82 centimètres cubes. On lave le précipité jusqu'à ce que l'eau de lavage ne soit plus alcaline, on projette le précipité dans un demi-litre d'eau additionné de 5 centimètres cubes de SO^{4}H^2 et on fait tomber de la solution $N/10$ de caméléon.

La quantité d'acide urique est donnée par la formule

$$\frac{n \times 0,00745 \times 1000 \times 110}{82 \times 100} = x \text{ décigr.}$$

Procédé Blarez et Touron. — Ce procédé ressemble beaucoup au précédent. A 37 centimètres cubes d'urine on ajoute 5 centimètres cubes de la solution saturée de carbonate de soude, puis 5 centimètres cubes de liqueur de Fehling et bisulfite de soude. On filtre, on lave à deux ou trois reprises, le filtre est introduit dans un ballon contenant 150 centimètres cubes d'eau, on agite pour diviser l'urate cuivreux. On ajoute 10 centimètres cubes de SO^1H^2 à 50 p. 100 et on titre avec une solution $N/10$ de permanganate. Le nombre de dixièmes de centimètres cubes multiplié par 2 donne le nombre de centigrammes d'acide urique contenu dans un litre d'urine en se basant sur ce que 1 centimètre cube de solution $N/10$ de permanganate est décolorée par 0 gr. 0074 d'acide urique.

Procédé Demoulière. — Ce procédé n'a rien d'original, c'est un perfectionnement du procédé précédent.

Les solutions en usage sont :

A. — Solution saturée à froid de CO^3Na^2 pur ;

B. — Solution avec :

    Hyposulfite de soude. 5o
    Sel de Seignette. 5o
    Eau distillée q. s. pour 1 litre

C. — Solution avec :

    Sulfate de cuivre pur   20
    Acide sulfurique pur. . . . .   V gouttes.
    Eau distillée q. s. pour 1 litre.

D. — Bouillie de sulfate de baryum au 1/5 préparée en mélangeant une solution bouillante contenant 21 grammes de $BaCl^2$ pur avec une autre solution également bouillante contenant 10 grammes de SO^4H^2 monohydraté, lavant le précipité à l'eau bouillante et délayant finalement avec quantité suffisante d'eau distillée pour faire 100 centimètres cubes.

E. — Solution :

$N/10$ de MnO^4K (3 gr. 16 par litre)

On prend dans un verre à expérience 30 centimètres cubes d'urine $+$ 70 centimètres cubes d'eau distillée $+$ 5 centimètres cubes de solution *A* qui précipite les phosphates ; après agitation, on ajoute 5 centimètres cubes de bouillie *D*, on agite et on ajoute un mélange de

40 cc. de *B* $+$ 10 cc. *C*.

Après un repos de cinq minutes, on décante sur un filtre sans plis placé sur un entonnoir à succion et on s'assure que le filtratum ne précipite plus par le mélange des solutions *B* et *C*, on lave le précipité dans le verre avec de l'eau distillée et on décante à chaque lavage, jette le précipité sur le filtre, lave en s'efforçant de réunir le précipité au fond du filtre, place l'entonnoir dans un matras de 200 centimètres cubes, on perce le filtre et, avec une pissette, on entraîne le précipité dans le matras, on délaie avec 150 centimètres cubes d'eau, on ajoute 10 centimètres cubes de SO^4H^2 à 50 p. 100 et on agite ; après un repos de cinq minutes on verse goutte à goutte dans le matras la solution $N/10$ de MnO^4K *E* et on s'arrêtera à la teinte rose persistante.

$N \times 0,0074 =$ quantité d'acide urique dans 30 c.c.

L'examen des méthodes de dosage qui viennent d'être signalées montre que les auteurs ne sont pas d'accord sur bien des points. Tout d'abord le réactif précipitant de l'acide urique est variable, c'est le chlorure de baryum, les sels ammoniacaux ou le sulfate de cuivre. Or, il résulte des essais de Cazé que le chlorure de baryum, même en milieu alcalin, ne précipite que lentement et incomplètement l'acide urique. Le sulfate d'ammoniaque entraîne dans la précipitation de l'urine un certain nombre de produits étrangers tels que la matière colorante, les substances albuminoïdes qui ont une action incontestable sur le permanganate de K et que les lavages n'enlèvent pas complètement. C'est ce qu'a reconnu Cazé qui lave le précipité d'urate d'ammoniaque avec de l'acide chlorhydrique dilué.

Le chlorhydrate d'ammoniaque n'a pas cet inconvénient, mais s'il en reste une petite quantité comme souillure du précipité, son chlore absorbe du permanganate et gêne la coloration de la fin du dosage. Les sels de cuivre ont été bien moins étudiés que les précédents au point de vue de la présence d'impuretés dans l'urate de cuivre.

De même pour l'emploi du permanganate, les indications des auteurs sont différentes. Les uns utilisent la solution $N/10$, d'autres la solution $N/20$, d'autres les solutions empiriques, les uns opèrent à froid, d'autres à 50°-55°, d'autres enfin au voisinage de l'ébullition.

Il reste, après la lecture de toutes ces méthodes forcément assez voisines, mais qui semblent souvent se contredire, une confusion dans l'esprit du lecteur qui le fait hésiter à choisir telle méthode plutôt que telle autre, et qui l'engage à ne pas utiliser la méthode au permanganate qui, par sa simplicité et sa rapidité, peut cependant rendre des services dans les essais cliniques. C'est ce qui nous a engagé à reprendre cette étude, à contrôler les affirmations des auteurs et à en déduire un procédé avant tout pratique, bien à la portée du pharmacien mais en même temps suffisamment exact.

Dans le dosage de l'acide urique par le permanganate de potasse il y a deux points essentiels à préciser :

1° Quel est le précipitant de l'acide urique donnant le plus rapidement et le plus complètement une précipitation totale, non souillée d'impuretés ;

2° Comment se comporte le permanganate de potasse en présence de ce précipité et dans quelles conditions convient-il de l'employer.

Avant de faire porter nos recherches sur un milieu complexe comme les urines, nous avons pensé qu'il était utile d'agir tout d'abord sur une solution d'acide urique pur, purifié par nous, de déterminer sur cette solution comment agissent les principaux précipitants et comment les urates obtenus se comportent vis-à-vis du permanganate de potasse.

Nous pourrons ainsi faire une sélection et n'appliquer pour nos recherches sur les urines que les moyens qui nous auront tout d'abord donné de bons résultats.

CHAPITRE II

Précipitation et dosage de l'acide urique pur.

Action oxydante de MnO^4K sur l'acide urique. — Un grand nombre de chimistes, Fourcroy, William Prout, Brugnatelli, Strecker, Édms et Clares, ont étudié l'action des oxydants sur l'acide urique, mais c'est surtout aux beaux travaux de M. Liebig et Wohler que l'on doit la connaissance de ces produits d'oxydation. Plus tard, Bayer reprit l'étude de ces dérivés et les classa en les considérant comme des uréides à radicaux polyatomiques. D'après Béhal, les agents d'oxydation décomposent l'acide urique de deux façons : ou bien ils séparent une molécule d'urée et donnent de l'alloxane, ou bien il y a ouverture de la chaîne, départ de CO^2 et formation d'allantoïne.

A leur tour l'alloxane et l'allantoïne peuvent subir une nouvelle oxydation. Cette oxydation peut être obtenue d'une façon complète à l'aide du permanganate de potassium, à la condition toutefois d'employer une solution de ce sel d'un titre convenable et d'opérer en solution acide et bouillante.

La réaction peut s'exprimer de la façon suivante :

$$C^5H^4Az^4O^3 + 3O + 2H^2O = 2CO\begin{matrix} AzH^2 \\ AzH^2 \end{matrix} + 3CO^2$$

Le terme ultime de l'oxydation est bien de l'urée, corps non attaquable par le caméléon, car Jolles, en traitant ce produit par AzO^3H, obtient du nitrate d'urée et par addition de phénylhydrazine, de la phénylsemicarbazide. Cet auteur a même indiqué un procédé de dosage de l'acide urique reposant sur cette réaction.

Dans la liqueur bouillante, il fait tomber une solution à 0 gr. 80 p. 1000 jusqu'à coloration rose, il décolore le permanganate à l'aide de l'acide oxalique et dose l'urée ainsi formée avec un azotomètre spécial. Le poids de l'urée trouvé, multiplié par un coefficient approprié, donne celui de l'acide urique. Fulta avait obtenu des résultats contradictoires avec la méthode précédente; d'après lui :

1° La fin de l'oxydation ne peut être constatée ;

2° Dans les conditions de l'expérience exposée précédemment, l'ébullition avec SO^4H^2 à 4 p. 100 produit la destruction complète de l'urée ;

3° La majeure partie de l'azote est transformée en AzH^3.

L'auteur conclut à l'inexactitude des résultats publiés par Jolles.

Mais tout récemment (mars 1904), Richter vient de confirmer les expériences de Jolles, d'après lui l'acide urique est transformé quantitativement en urée par oxydation du permanganate en solution faiblement acide, l'oxydation est terminée quand l'addition de MnO_4K produit un précipité qui persiste après une demi-heure d'ébullition. D'ailleurs, depuis déjà longtemps, Gorup-Bézamet avait réalisé cette transformation *in vitro* de l'acide urique en urée en faisant passer un courant d'azote dans une solution d'urates alcalins.

L'acide urique est oxydé par le permanganate en solution acide, neutre ou même alcaline, à froid, à chaud, et surtout à l'ébullition. Comme on doit le prévoir, le terme de l'oxydation varie avec l'oxydant, le milieu et la température.

Lorsqu'on opère en milieu acide avec SO_4H^2, par exemple, l'oxydation se fait régulièrement et la fin de la réaction est indiquée par une teinte rose persistante. Cependant, comme le fait judicieusement remarquer Denigès dans son *Traité de chimie analytique*, on observe deux phases dans cette oxydation :

Dans la première, le permanganate est décoloré rapidement, puis dans la seconde au contraire, l'oxydation est plus lente et la coloration rose persiste assez longtemps. Si maintenant on vient à chauffer, on voit le permanganate se décolorer à nouveau et quand la teinte rose persiste d'une façon continue à l'ébullilion, l'oxydation est complète. A ce moment l'acide urique est complètement transformé en urée.

Il y a toute raison de croire que ces deux phases correspondent aux deux équations énoncées ci-dessus, la première ayant l'allantoïne comme terme d'oxydation et la seconde l'urée. La première phase est de beaucoup la plus régulière et la plus constante et, d'autre part, elle est facile à obtenir; la seconde au contraire demande un temps beaucoup plus long. Nous avons essayé en effet d'obtenir cette deuxième phase, et pour cela nous avons fait tomber dans une solution bouillante contenant 0 gr. 10 d'acide urique de la solution $N/20$ de permanganate. Il ne nous a pas fallu moins de 1 h. 20 pour obtenir l'oxydation complète. A notre avis, cette manière d'opérer doit être rejetée, car elle donnerait un procédé de dosage peu pratique et surtout beaucoup trop long. Aussi, dans toutes nos expériences, nous nous bornons à la première phase obtenue dans des conditions que nous mentionnerons plus loin.

Purification de l'acide urique. — Afin de pouvoir doser l'acide urique, nous allons indiquer le procédé de purification de cet acide et la préparation de la solution de caméléon.

Nous avons attaché une grosse importance à cette purification, car l'acide urique du commerce, soi-disant pur, était bien loin de présenter l'état de pureté indiqué. Les différents échantillons que nous avons eus se présentaient sous forme d'une poudre blanc grisâtre à aspect farineux, tous se dissolvaient dans l'acide sulfurique en donnant à chaud une teinte variant du brun au noir. Le manuel opératoire qui donne le produit le plus pur consiste à prendre 50 grammes d'acide pur de commerce que l'on fait dissoudre dans environ 1 litre de solution de soude à 4 p. 100. On précipite par HCl, on recueille le précipité,

on le sèche légèrement et on le fait dissoudre à chaud
dans environ 150 c.c. de SO_4H_2 pur à 66° Baumé ;
l'acide urique se dissout avec une teinte brune, quelquefois noire. En laissant refroidir le mélange, il se
forme des cristaux mixtes que l'on fait dissoudre à
plusieurs reprises dans l'acide sulfurique à chaud
jusqu'à ce qu'ils donnent une solution incolore. A ce
moment, on projette cette solution dans un vase de
3 litres environ rempli aux trois quarts d'eau distillée,
l'acide urique se précipite. On filtre, on lave successivement le précipité à l'eau froide, à l'eau chaude
jusqu'à ce que les eaux de lavage légèrement acidi-
fiées par HCl ne précipitent plus par le chlorure de
baryum. On lave ensuite à l'alcool à 95° (avec 200 ou
250 c.c.) et on porte le précipité à l'étuve. On le
laisse quatre à cinq heures à une température de
110-115° et non pas à 70-75° comme le prescrivent
certains auteurs, voire même le sécher à l'air libre.
Une température élevée est absolument indispen-
sable, car l'acide urique est précipité de sa solution
en petits cristaux contenant deux molécules d'eau
qu'il abandonne à 110°. On obtient ainsi un corps très
blanc, anhydre et chimiquement pur.

Pour que l'acide urique soit chimiquement pur, il
doit répondre aux trois conditions suivantes :

1° Se dissoudre à chaud (au-dessous de 100°) sans
coloration dans SO_4H_2 pur ;

2° Calciné il ne doit laisser aucun résidu ;

3° Il doit contenir un poids d'azote égal à 33 p. 100
du poids total.

Notre produit répondait à ces trois conditions,

pourtant nous devons dire que pour le dosage de
l'azote nous n'avons obtenu que 31,8 p. 100, car il
est à peu près impossible d'arriver au chiffre théorique.

*Préparation et considération sur la liqueur de
caméléon.* — Dans toutes nos expériences nous
avons fait usage de la solution $N/20$ contenant 1 gr. 58
de sel par litre. Pour préparer cette liqueur nous
n'avons pas suivi la marche ordinaire indiquée par
les auteurs qui consiste à peser un poids supérieur,
1 gr. 75 à 1 gr. 80 dans le cas actuel, et titrer cette
solution avec la solution $N/20$ d'acide oxalique. Nous
avons préparé la liqueur de caméléon en pesant
exactement le poids indiqué et notre but a été de
démontrer qu'elle correspondait exactement à celle
d'acide oxalique. On pèse très exactement 1 gr. 58 de
permanganate du commerce bien cristallisé que l'on
place dans un mortier de verre de préférence, on
écrase doucement les cristaux et on y verse peu à peu
de l'eau distillée préalablement portée à l'ébullition.
(On s'est assuré auparavant que l'eau distillée
employée ne renfermait pas de matières organiques,
ce qui se reconnaît en la chauffant en présence de
quelques gouttes de solution étendue de MnO^4K; elle
ne doit pas se décolorer.) On décante et on ajoute de
l'eau à nouveau dans le mortier jusqu'à ce que celle-
ci ne se colore plus. On laisse refroidir aux environs
de 15° et on complète au volume de un litre.

Préparation de la solution $N/20$ d'acide oxalique.
— « L'acide oxalique commercial, même le plus pur,

a besoin de subir une purification pour servir aux usages analytiques. » (Denigès.)

Nous avons donc pris de l'acide oxalique du commerce et nous l'avons purifié d'après la méthode indiquée par cet auteur. Pour cela on met dans une capsule :

200 grammes d'acide oxalique
50 — d'acide azotique
50 — eau distillée

On chauffe, la masse fond et on élève la température jusqu'à l'ébullition. On ajoute 1.200 c.c. d'eau, on chauffe jusqu'à dissolution et on abandonne à la cristallisation. — On décante les eaux-mères, au bout de quelques heures on les filtre, on évapore au 1/5 et on fait cristalliser par refroidissement. Les cristaux essorés sont séchés sur du papier filtre. On soumet le produit à une nouvelle cristallisation et on le fait sécher sous une cloche au-dessus de l'acide sulfurique à 58° Baumé. Lescœur a démontré que dans ces conditions l'acide se dessèche parfaitement sans qu'il y ait dissociation de l'hydrate $C^2O^4H^2 + 2H^2O$.

Pour avoir la solution $N/20$ nous avons dissous 3 gr. 15 du corps obtenu dans suffisamment d'eau pour obtenir un litre de liquide à une température voisine de 15°.

Titrage. — Nos deux solutions obtenues, nous avons procédé au titrage. Pour cela nous avons mesuré 30 c.c. de la solution $N/20$ de permanganate que nous avons placée dans une burette de Mohr. Avec la même pipette lavée et essorée, nous avons mis 20 c.c. de la solution $N/20$ d'acide oxalique dans une capsule de porcelaine et nous avons ajouté 10 c.c. de solution au 1/5 d'acide sulfurique. Après addition d'eau pour avoir 200 c.c. nous avons chauffé vers 50°-60° et fait tomber du permanganate jusqu'à légère teinte rose persistante.

Nous en avons employé exactement la quantité théorique, soit 20 c.c.

Cette expérience faite le 15 décembre a été répétée tous les quinze jours, au mois d'avril les deux solutions se correspondaient encore volume à volume.

On peut donc supprimer en pratique le titrage de la solution de permanganate à la condition d'employer ce sel pur, ce qui est facile étant donné qu'on le trouve dans le commerce dans cet état et aussi qu'il est facile de le purifier. Le permanganate de K du commerce est en général assez pur, on reconnaît qu'il est pur lorsqu'il est bien cristallisé et qu'il se présente en longues aiguilles prismatiques a reflets mordorés. Lorsqu'au contraire il contient des impuretés, il se présente en petits cristaux noirâtres d'aspect terne et l'on reconnaît son altération à la poussière rougeâtre d'oxyde de manganèse qui le recouvre et qu'il abandonne sur le papier où on le dépose. — Si, d'ailleurs, on a le moindre doute, il est très facile de le purifier soi-même et d'une façon complète. Pour cela on fait une dissolution bouillante d'une partie de sel dans huit parties d'eau distillée, on filtre sur l'amiante ou la laine de verre et on laisse cristalliser par refroidissement. Après avoir décanté les eaux-mères, on détache les cristaux et on les place sur un petit entonnoir pour les égoutter. Finalement on les sèche sur des plaques poreuses placées sous une cloche à SO_4H_2. On obtient ainsi de beaux cristaux anhydres qu'on conserve à l'abri de la lumière dans un flacon coloré et bouché à l'émeri.

Conservation des solutions de permanganate. — La solution $N/20$ se conserve très bien et au paragraphe précédent nous disions que quatre mois après sa préparation elle correspondait encore volume à volume avec celle d'acide oxalique. Il suffit pour cela de la préparer avec de l'eau distillée préparée récemment et chimiquement pure et de la conserver dans un flacon coloré, bouché à l'émeri et placé à l'abri de la lumière.

Pour lui assurer une conservation presque indéfinie, Stas indique qu'il suffit d'employer de l'eau distillée sur du permanganate très alcalin et de redistiller le produit sur du sulfate d'alumine et de conserver cette solution dans un flacon neuf, coloré, bouché à l'émeri et qu'on aura préalable stérilisé. Denigès utilise pour cette conservation de l'eau distillée sur de la baryte.

Nous avons essayé au laboratoire de constater l'action de la lumière, pour cela nous avons pris quatre flacons de un demi-litre chacun, deux étaient en verre blanc, bouchés à l'émeri et les deux autres en verre jaune, bouchons verre également.

Nous avons placé deux flacons, un blanc et un jaune, sur une table en pleine lumière et nous avons constaté une altération de la solution $N/20$ au bout

de vingt-deux jours dans le flacon blanc et au bout
de trente-quatre jours dans le flacon jaune. Quant
aux deux flacons placés dans un placard, cinq mois
après ils ne présentaient pas la moindre altération.

Dosage de l'acide urique pur.

Nous avons fait de très nombreuses expériences
pour déterminer dans quelles conditions le dosage
donne des résultats exacts et surtout constants et
nous avons accepté dans tous nos essais comme titre
de la solution de caméléon que 1 c.c. de la solution $N/20$ de MnO^4K correspond à 0 gr. 00375
d'acide urique, chiffre donné par Garnier, Denigès, etc.

Nous avons étudié successivement l'action de la
température, de l'acidité, de la dilution et nous sommes arrivé à des conclusions très nettes différant
notablement de celles de nos prédécesseurs.

Nous avons fait tous nos dosages sur une solution
à 1/1000 dont la formule est :

Acide urique . . . . 1 gr.
Solution de soude à 4 %. . . . . 20 c.c.

Après dissolution, ajouter :

So^4H^2 à 1/10 q. s. pour neutraliser au tournesol
Eau distillée q. s. pour 1.000 c.c.

Influence de la température. — Nous avons mesuré 100 c.c. de cette solution correspondant
à 0 gr. 10 d'acide urique, nous les avons mélangés
avec 25 c.c. d'eau distillée qui avaient servi à
rincer l'éprouvette de façon à recueillir la totalité

de la solution. Nous avons ajouté à chaque dosage une quantité d'acide sulfurique croissante, laquelle amenait une élévation de température et nous avons titré au permanganate.

Voici les résultats trouvés :

Vol. de SO_4H_2 employés	Temp. du mélange	Nombre de c.c. de MnO_4K	Acide urique correspondant
5 c.c.	24 à 26°	24,1	0,0903
10	34 à 36°	25,4	0.0952
15	44 à 45°	25,8	0,0967
20	53 à 54°	26,3	0,0986
25	59 à 61°	26,6 à 26,7	0,099 à 0,10
30	68 à 70°	26,7 à 26,8	0,1001 à 0,1015
40	78°	29,5	0,1106
50	91°	32,3	0,1221

De ces expériences nous en avons conclu qu'une température voisine de 60 degrés obtenue artificiellement en ajoutant une partie de SO_4H_2 à cinq parties de solution, soit 1/6 du volume total, était la plus favorable pour donner des résultats exacts.

Nous avons recommencé une série de dosages en prenant toujours 100 c. c. de la solution d'acide urique, 25 c. c. d'eau pour rincer l'éprouvette et 25 c. c. d'acide sulfurique. Nous avons trouvé :

Nombre de centimètres cubes de permanganate employés	Acide urique correspondant
26,6	0,0996
26,6	0,0996
26,7	0,1001
26,6	0,0996
26,7	0,1001
26,5	0,0993

Dans tous ces dosages nous avons laissé tomber du permanganate lentement et nous nous sommes arrêté dès que la teinte rose a persisté un instant. Tout d'abord la solution manganique se décolore très vite, mais vers la fin du dosage la couleur disparaît plus lentement ; lorsque la teinte rose persiste après avoir remué cinq à six fois avec l'agitateur on fait la lecture sur la burette.

Nous croyons qu'il est préférable de doser ainsi que d'attendre que la teinte rose persiste au moins deux minutes comme l'indique Denigès.

Influence de l'acidité. — D'après nos expériences l'acidité n'a aucune influence directe sur le dosage si ce n'est par l'élévation de température qu'elle produit. Nous l'avons démontré par les deux expériences suivantes :

1° On prend deux capsules en porcelaine et dans chacune on mesure 100 c.c. de la solution d'acide urique, plus 25 c.c. d'eau distillée provenant du lavage de l'éprouvette graduée. Dans la première on ajoute 5 c.c. de SO^4H^2, la température s'élève à 26° environ, on la porte vers 60° au moyen d'un bec Bunsen et on dose au permanganate $N/20$. On obtient ainsi :

26 c.c. 5   26 c.c. 6   26 c.c. 6   26 c.c. 6

Dans la seconde capsule on ajoute 50 c.c. de SO^4H^2 ce qui porte la température à 91°, on la laisse s'abaisser vers 60°, on trouve pour le même dosage :

26 c.c. 5   26 c.c. 6   26 c.c. 6   26 c.c. 7

On prend à nouveau deux capsules et on met dans chacune la même solution que précédemment, dans la première on ajoute 10 c.c. de SO^4H^2, la température du mélange devient 36°, au dosage on trouve :

25 c.c. 4   25 c.c. 3   25 c.c. 3

Dans la seconde, on a ajouté 30 c.c. de SO^4H^2, température 68-70°, on laisse tomber la température à 36°, le dosage donne :

25 c.c. 5   25 c.c. 4   25c.c. 3

Donc la dose d'acide sulfurique n'intervient pas pourvu que la température soit la même dans toutes les expériences. Pourtant une plus grande quantité d'acide facilite la perception de la fin de la réaction ; au lieu d'avoir un liquide couleur pelure d'oignon, on a un liquide incolore qui, par une goutte de permanganate, passe au rose.

Influence de la dilution. — En ce qui concerne l'influence de la dilution, Blarez et Denigès ont trouvé que la quantité de caméléon employée diminue à mesure que la dilution augmente. Ainsi, selon ces auteurs, avec une dilution à 1/3000, 0 gr. 10 d'acide urique exigeraient 13 c.c. 6 de solution $N/10$ de MnO^4K et 15 c.c. à 1/2000. Ce ne serait seulement qu'à des dilutions supérieures à 1/8000 que les résultats deviennent exacts.

Nous avons fait des dilutions d'acide urique à 1/000, à 1/2000 et à 1/8000 que nous avons dosé par MnO^4K en opérant dans les mêmes conditions sur les trois liquides. Voici les nombres de centimètres cubes employés.

Dilution à 1/8000	Dilution a 1/2000	Dilution à 1/1000
26,6	26,4	26,6
26,5	26,5	26,6
26,6	26,7	26,7

On se rend compte d'après ces chiffres que la concordance est parfaite et dans la dilution à 1/1000 on a l'avantage de voir mieux la fin de la réaction.

La dilution n'a donc aucune influence. Cazé d'ailleurs avant nous était arrivé à la même conclusion. Ce même auteur ajoute que, pour des solutions plus concentrées qu'à 1/2000, l'acide sulfurique produit un trouble et alors la quantité de caméléon varie beaucoup. Dans nos nombreuses expériences nous n'avons nullement remarqué ce trouble et pourtant nous avons presque toujours opéré sur des solutions à 1 p. 1000.

Précipitation de l'acide pur.

La plupart des urates métalliques étant des corps très peu solubles dans l'eau, il est facile de précipiter l'acide urique de ses solutions, pourtant il n'est pas indifférent de précipiter l'acide urique sous n'importe quel état.

En effet, avec quelques agents de précipitation, la séparation se fait mal, avec d'autres la précipitation se fait lentement et demande vingt-quatre heures, avec d'autres enfin le précipité est trop ténu.

Sels ammoniacaux. — Nous avons commencé notre étude par les sels ammoniacaux, le sulfate et le chlorhydrate seuls nous ont donné des résultats pratiques, surtout ce dernier.

Chlorhydrate d'ammoniaque. — Il doit être employé en cristaux blancs et purs, la solution même saturée, ajoutée à une solution d'acide urique ne donne lieu à aucun précipité appréciable. Il faut ajouter les cristaux à la solution d'acide urique et les faire dissoudre par agitation. Nous avons opéré la précipitation successivement en solution neutre, acide et alcaline et nous avons obtenu les résultats suivants.

En milieu neutre : 1° Avec 10 grammes de Am Cl en cristaux pour 100 grammes de solution d'acide urique à 1 p. 1000, la précipitation est incomplète à froid, même au bout de 24 heures.

2° Avec 20 p. 100 de chlorhydrate d'ammoniaque, la précipitation est plus abondante mais non totale.

3° Avec 30 p. 100 de AzH^4Cl, la précipitation est presque totale au bout de deux heures, cependant on peut encore avoir avec le liquide filtré évaporé la réaction de la murexide.

4° Avec 35 p. 100 de ce même sel, c'est-à-dire à saturation, la précipitation est complète au bout d'une heure.

5° En portant la solution vers 45°-50°, le sel ammoniac se dissout plus facilement ; par refroidissement le précipité se dépose en gros flocons et la précipitation est complète après cinquante minutes. En opérant ainsi à chaud, le précipité n'est pas divisé par agitation comme lorsqu'on agit à froid, ce qui permet de faire facilement de la décantation et rend la filtration plus rapide.

Milieu acide. — La présence des acides, et particulièrement de l'acide acétique qui avait été préconisé entrave la précipitation, et à la dose de 5 p. 100 l'empêche complètement, même concurremment avec AmCl employé à saturation.

Milieu alcalin. — Tous les alcalins se comportent de même, ils favorisent la précipitation à condition toutefois qu'ils s'y trouvent en faible quantité. Parmi eux l'ammoniaque ajouté à la dose de 1 p. 100 environ semble donner d'excellents résultats, des doses élevées pourraient détruire l'édifice moléculaire de l'acide urique et, d'autre part, l'urate d'ammoniaque est soluble dans cet excès de cet alcali. En faisant dissoudre 35 grammes de sel ammoniac vers 45-50°, ajoutant 1 à 2 grammes d'ammoniaque, la précipitation est complète et très rapide, trente minutes suffisent.

Dans toutes ces précipitations, la filtration est difficile, car l'urate d'ammoniaque est toujours très ténu.

Sulfate d'ammoniaque. — Ce sel agit comme le précédent, mais en donnant une précipitation plus lente et moins complète, aussi nous avons accordé la préférence au chlorure. Néanmoins, à saturation et au bout de plusieurs heures, tout l'acide urique est précipité, le précipité est volumineux, gélatineux et la filtration est très difficile.

Le précipitant de la méthode Follin-Schaffer citée plus haut ne donne pas non plus des résultats satisfaisants, au bout de deux heures la précipitation est à peu près complète.

Titre de la solution	Acide retrouvé
0,10	0,092
0,10	0,094

Il faut au moins douze heures pour obtenir une précipitation complète. Il est vrai que ce précipitant est fait pour être employé avec les urines, car le sel d'urane et l'acide acétique n'ont d'importance que lorsqu'on se trouve en présence de phosphates.

Réactif argentico-magnésien. — C'est le précipitant des méthodes Salkowsky-Ludwig et Hermann-Haycraft. Quelle que soit la réaction du milieu, la précipitation est toujours complète et se fait presque immédiatement. Quelques minutes suffisent. Le précipité est volumineux, la filtration facile. Nous avons retrouvé facilement dans ces précipités la presque totalité de l'acide urique.

Acide urique pesé	Acide retrouvé
0,10	0,099
0,10	0,098
0,10	0,099

Réactif barytique. — Nous avons employé successivement le précipitant de la méthode de Byasson mentionné plus haut et la solution de chlorure de baryum à 1/10. Avec ce dernier précipitant, le précipité est très long à se former et pour qu'il se forme il faut ajouter 8 à 10 c.c. de solution normale de soude. On obtient un urate de baryum très fin, très ténu et si l'on filtre à la trompe il traverse facilement le filtre. Au bout de deux heures la précipitation n'est pas complète.

Acide urique pesé	Acide retrouvé
0,10	0,096
0,10	0,094

Précipitant zincique. — Ce mode de précipitation à l'état d'urate de zinc a été proposé par Bellocq, voici la formule du réactif.

Solution de SO^4Zn ou 1/3 . . . . 3o c.c.
Lessive de soude. . . . . 3o c.c.
Solution saturée de CO^3Na^2 . . . 4o c.c.

Le précipité se forme immédiatement, il est d'un blanc légèrement bleuâtre, la filtration est très difficile. Au bout de deux heures la précipitation n'est pas complète :

Acide urique pur	Acide retrouvé
0,10	0,094
0,10	0,096

Sels de cuivre. — Nous avons précipité l'acide urique de ses solutions sous forme d'urate cuivreux successivement par les réactifs de Denigès, Mallet et Demoulière.

Vu la grande insolubilité de l'urate cuivreux, le précipité se forme bien et presque de suite.

Au bout d'une heure, la précipitation est complète :

Acide urique pur	Acide retrouvé
0,10	0,099
0,10	0,098

Résultats. — Les expériences que nous venons d'exposer montrent que le réactif argentico-magnésien est de tous celui qui précipite le plus complètement l'acide urique ; le chlorhydrate d'ammoniaque donne également à la dose de 35 p. 100 et à chaud vers 45°-50° une précipitation complète en moins d'une heure; le sulfate de zinc et le sulfate de cuivre sont également de bons précipitants, tandis que le chlorure de baryum neutre ou alcalin ne donne que des résultats incomplets.

CHAPITRE III

Précipitation et dosage de l'acide urique dans les urines.

Nous allons maintenant appliquer aux urines les résultats signalés dans le chapitre précédent, mais au lieu d'utiliser comme précipitants les corps présentés comme bons, nous choisirons parmi eux ceux que nous croyons les meilleurs c'est-à-dire le réactif argentico-magnésien et le chlorhydrate d'ammoniaque. Ce choix nous est dicté par cette considération que ces deux corps appliqués à la précipitation de l'acide urique peuvent nous donner des renseignements intéressants suivant qu'on les utilise chacun séparément ou successivement. En effet il est admis par tous les chimistes que le réactif argentico-magnésien précipite à la fois dans l'urine, l'acide urique et les composés xanthiques lesquels sont également oxydés par le permanganate, par contre le sel ammoniac ne précipite que l'acide urique seul.

Appliquant ces notions à l'urine, on conçoit que deux dosages successifs, l'un fait avec le réactif argentico-magnésien et l'autre avec le chlorhydrate d'ammoniaque, comme précipitants, puissent donner l'acide urique seul, la somme des composés xantho-uriques et par différence les composés xanthiques.

Précipitation de l'acide urique seul. — Nous avons abandonné la précipitation au sulfate d'ammoniaque car ce sel ne nous a pas donné des résultats satisfai-sants. Ce corps en effet précipite abondamment les matières albuminoïdes et d'après Méhu précipite également les matières colorantes de l'urine. Ajouté à saturation dans l'urine, il ne donne qu'une précipi-tation lente, il faut attendre vingt-quatre heures pour séparer complètement l'acide urique, et l'urate d'am-moniaque obtenu a le grave inconvénient d'être très impur et coloré par les matières colorantes entraînées.

Nous ferons les mêmes reproches au réactif préci-pitant de la méthode Follin et Schaffer à base de sulfate d'ammoniaque et acétate d'urane.

Ce précipitant a les mêmes inconvénients que le sulfate d'ammoniaque et en plus il exige une filtration supplémentaire pour éliminer les phosphates ; à notre avis, les phosphates ne gênent en rien la précipitation de l'acide urique.

Aussi parmi tous les sels ammoniacaux, nous avons accordé notre préférence au chlorhydrate d'ammo-niaque qui nous avait donné déjà d'excellents résul-tats dans la précipitation de l'acide urique pur. Dans les urines il nous a donné un urate d'ammoniaque cristallisé, presque pur et que l'on peut précipiter dans un temps très court.

M. le professeur Florence avait observé déjà depuis longtemps que de l'urine fraîchement émise donnait avec le sel ammoniac un précipité abondant gagnant le fond du vase presque immédiatement. Ceci était évidemment dû à la température qui est à l'émission de 36°-37°. Partant de ce principe nous avons chauffé l'urine à une douce chaleur et à la température de 40°-45° nous avons fait dissoudre 35 grammes de chlorhydrate d'ammoniaque. La dissolution obtenue par une agitation vive, nous avons ajouté de l'ammoniaque pure jusqu'à alcalinité bien franche. Nous avons laissé le liquide au repos et par refroidissement, nous avons constaté la précipitation rapide de l'urate d'ammoniaque en gros cristaux floconneux gagnant facilement le fond du vase. Au bout d'une demi-heure la précipitation est complète ainsi que nous avons pu le constater par des dosages comparatifs avec la méthode Salkowski-Ludwig. Voyant que la dissolution du sel ammoniac dans une urine portée à une température supérieure à la température ambiante donnait de bons résultats, nous avons successivement porté la même urine à 60°-80° et 100°. Ces trois essais ne nous ont pas donné de résultats satisfaisants, la précipitation complète est plus longue à obtenir et l'urate d'ammoniaque obtenu ne jouit pas des mêmes propriétés. Aussi à 100° le précipité est très fin et très ténu, il nage dans le liquide sans jamais s'agglomérer pour gagner le fond du verre ou bien il reste accolé aux parois de ce vase et de plus la filtration est beaucoup plus lente et beaucoup plus difficile.

Action réductrice du filtre. — L'urate d'ammoniaque précipité des urines se présente en général sous la forme de petits cristaux blancs grisâtres, ténus et adhérant fortement au filtre surtout si la filtration a été opérée à la trompe. Pour doser cet urate par la méthode au permanganate, certains auteurs le détachent du filtre avec le jet d'une pissette, d'autres le font dissoudre dans de l'eau légèrement alcaline. Nous avons suivi ces deux modes opératoires mais, à chaque dosage, nous avons remarqué que nous ne dosions pas entièrement le précipité. Avec le jet d'une pissette on ne peut pas entraîner d'une façon complète le précipité et, avec une solution alcaline même chaude, la dissolution est difficile et la filtration très lente. Aussi nous avons songé pour avoir la totalité de l'urate d'ammoniaque de mettre le filtre et le précipité préalablement lavé dans une capsule de porcelaine et de doser ainsi en présence d'eau distillée et d'acide sulfurique. Pour cela on commence par détremper le filtre dans l'eau, le précipité se détache petit à petit par agitation, l'addition de SO_4H_2 facilite cette séparation.

En employant des filtres de la marque Schleicher et Schull, on a des résultats exacts, ces filtres ne donnant dans les mêmes conditions de l'opération qu'une réduction insignifiante.

Dans les différentes expériences nous avons trouvé les réductions suivantes en employant des filtres n° 9 (9 centimètres de diamètre).

Quantités de MnO⁴K employées	Quantités d'acide urique correspondantes
0 c.c. 1	0 gr. 00037
0 c.c. 1	0 gr. 00037
0 c.c. 2	0 gr. 00075
0 c.c. 15	0 gr. 00055
0 c.c. 1	0 gr. 00037

Ces erreurs étant minimes même multipliées par dix, on peut très bien les négliger et considérer comme juste la lecture sur la burette.

Nous avons répété les mêmes expériences avec les filtres de la marque Laurent, la réduction est devenue plus importante et varie pour un petit filtre de 9 centimètres de diamètre entre 0 c.c. 3 et 0 c.c. 5 de solution $N/20$ de permanganate, ce qui correspond à une augmentation de 11 à 17 milligrammes par litre d'urine, erreur qui n'a d'importance que pour des dosages très précis. La présence de solution alcaline et particulièrement de celle de soude augmente sensiblement la réduction du permanganate.

Pour remédier à cette question du filtre, M. le professeur Florence a eu une idée ingénieuse, qu'il nous a permis d'exposer dans notre travail, c'est de réduire au minimum les dimensions du filtre et de pouvoir ainsi recueillir et détacher facilement l'urate d'ammoniaque précipité. Plus loin, au mode opératoire nous reviendrons sur cette question.

Précipitation des composés xantho-uriques. — Le réactif argentico-magnésien nous avait déjà donné d'excellents résultats dans la précipitation de l'acide urique pur, dans les urines il en a été de même. Ce réactif est considéré par tous les auteurs comme très avantageux pour la séparation de l'acide urique et des composés xanthiques. L'urate double d'argent et de magnésie a été très étudié et on lui attribue la formule :

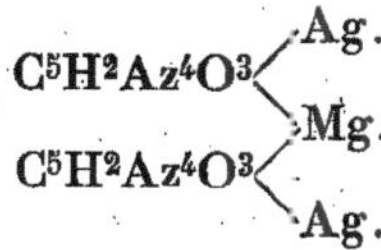

$$C^5H^2Az^4O^3\diagdown^{Ag.}_{Mg.}$$
$$C^5H^2Az^4O^3\diagup^{Ag.}$$

En ajoutant par petites portions ce réactif à l'urine et en agitant fortement avec une baguette en verre, la précipitation se fait immédiatement et, au bout de quatre à cinq minutes, elle est absolument complète. Le précipité formé est ordinairement d'un blanc jaunâtre quelquefois gris, couleur due à la formation d'un phosphate argentico-magnésien, il est toujours d'un aspect gélatineux et gagne au bout de très peu de temps le fond du verre, laissant une liqueur surnageante très claire. On peut décanter la partie claire et opérer la filtration sur le reste du liquide.

Dosage de l'acide urique seul.

MODE OPÉRATOIRE

Réactifs :

1° Cristaux purs de AzH^4Cl, 35 grammes ;
2° AzH^3 pure à 22° Baumé, 3 à 4 c.c. ;
3° SO^4H^2 pur à 66° Baumé, 20 c.c. ;
4° Solution saturée de $SO^4(AzH^4)^2$ (75 p. 100), 20 à 25 c.c. ;
5° Solution $N/20$ de MnO^4K (1 gr. 58 au litre), 50 c.c.

Manuel opératoire. — 100 c.c. d'urine préalablement filtrée sont portés à une température de 45° à 50° sans dépasser 60°, on y ajoute 35 grammes de chlorure d'ammonium et on agite fortement avec une baguette en verre. Après dissolution, on ajoute environ 3 à 4 c.c. d'AzH^3, on agite vivement et on laisse reposer. L'urate d'ammoniaque se précipite presque immédiatement et au bout de trente à quarante minutes on opère la filtration. On filtre sur un petit filtre à dosage, de préférence à la trompe pour opérer plus rapidement et on lave le précipité avec 20 ou 25 c.c. de la solution saturée de sulfate d'ammoniaque. On prend le filtre humide, on le met dans une capsule en porcelaine, on ajoute 100 c.c. d'eau, 20 c.c. de SO^4H^2, on obtient ainsi une température voisine de 60°. On remue vivement le filtre de façon à désagréger l'urate d'ammoniaque, on fait tomber goutte à goutte et en agitant la solution $N/20$ de MnO^4K jusqu'à coloration rose persistant après avoir agité cinq ou six fois (soit cinq à six secondes). Au début,

la solution de permanganate se décolore immédiatement, sur la fin la décoloration est plus lente, dès que
la teinte rose persiste cinq ou six secondes on opère
la lecture. Cette réaction limite est le point délicat du
dosage car, si l'on continuait l'addition de MnO_4K
jusqu'à coloration rose persistant un certain temps,
on obtiendrait des chiffres beaucoup trop élevés, la
deuxième phase d'oxydation décrite précédemment
commençant à ce moment.

Le nombre de centimètres cubes trouvé multiplié
par 0 gr. 00375 donne la quantité d'acide urique contenue dans 100 c.c. d'urine.

Nota. — Si l'urine présente un dépôt, il faut le dissoudre à une
douce chaleur et si le précipité ne se dissout pas complètement,
ajouter quelques gouttes de solution de soude tout en conservant à
l'urine une réaction légèrement acide.

Filtre Florence. — Pour diminuer l'influence
réductrice du filtre par le permanganate ou au besoin
pour utiliser un filtre ordinaire, M. le professeur Florence a imaginé un procédé ingénieux de filtration
qui réduit au minimum la surface du filtre employé.

Pour cela, on se sert d'un tube de 25 millimètres de
diamètre environ, de 10 centimètres de long, dont
l'une des extrémités est coupée en biseau. On enduit
les parois de cette extrémité de cire à cacheter et au
moyen d'une douce chaleur on y accolle un petit
bout de papier à filtrer que l'on découpe soigneusement tout autour. On verse le liquide, la filtration est
un peu lente, mais tout le précipité est réuni sur
cette faible partie de filtre. On détache le filtre et on
dose comme précédemment.

Dosage des composés xantho-uriques.

Réactifs :

1° *Liqueur argentique.* — On dissout 2 gr. 60 d'azotate d'argent dans de l'eau distillée, on ajoute de l'ammoniaque jusqu'à redissolution du précipité qui se forme.

2° *Liqueur magnésienne.* — On dissout à chaud dans de l'eau distillée 10 grammes de chlorure de magnésium et 15 grammes de chlorhydrate d'ammoniaque, on laisse refroidir et on complète à 100 c.c.

3° Ammoniaque pure à 22° Baumé, 4 c.c.

4° Eau ammoniacale à 1 p. 100, 20 à 25 c.c.

5° Solution $N/20$ de permanganate de potasse.

A 100 c.c. d'urine filtrée on ajoute un mélange fait au préalable de 10 c.c. de liqueur argentique, 4 c.c. d'ammoniaque et 10 c.c. de liqueur magnésienne. On agite vivement et on laisse déposer. Au bout de quatre à cinq minutes, la précipitation étant complète, on filtre. On lave le précipité avec environ 20 c.c. d'eau ammoniacale, on prend le filtre humide et on l'étale sur le rebord d'une capsule en porcelaine. Avec le jet d'une pissette on détache très facilement le précipité qui tombe dans la capsule. On complète à 100 c.c. avec de l'eau distillée, on ajoute 20 c.c. de SO_4H_2 et on laisse tomber du permanganate jusqu'à légère teinte rosée persistant après cinq ou six agitations.

Le nombre de centimètres cubes trouvé, multiplié par 0 gr. 00375, indique la quantité de composés xantho-uriques exprimée en acide urique contenue dans 100 c.c. d'urine.

NOTA. — Dans ce procédé, les urines albumineuses doivent être débarrassées de leur albumine qui pourrait former un albuminate d'argent qui titrerait au permanganate. Pour éliminer cette albumine on opère dans les conditions habituelles, c'est-à-dire que l'on ajoute quelques gouttes d'acide acétique, après ébullition l'albumine est coagulée, on n'a plus qu'à filtrer.

Tableau.

Dans ce chapitre nous allons donner un certain nombre de résultats obtenus par notre méthode sur des urines normales et pathologiques en comparaison avec ceux obtenus par les méthodes classiques.

Comme nous n'avions nullement besoin de fixer la teneur exacte en acide urique des urines examinées, nous ne nous sommes pas préoccupé de recueillir les urines des vingt-quatre heures, par conséquent nos chiffres n'ont aucune valeur en eux-mêmes, ils n'ont de valeur qu'au point de vue comparatif avec les méthodes classiques. (*Voir tableau ci-après.*)

Il ressort de l'examen de ce tableau que les résultats auxquels nous sommes parvenus par nos méthodes présentent avec les résultats obtenus avec les méthodes classiques, un parallélisme constant.

Pour l'acide urique seul les résultats sont très concordants, les erreurs ne dépassent pas 2 p. 100 (sauf un seul cas où cet écart a été de 6 p. 100); pour les composés xantho-uriques cette différence, sans être considérable, est cependant plus accusée, elle oscille entre 1 et 7 p. 100.

Aussi, nous croyons pouvoir affirmer que notre méthode conduit à des résultats aussi précis que les méthodes classiques, et présente sur ces dernières l'incontestable avantage d'une simplicité dans les manipulations et d'une grande rapidité dans l'exécution.

Urines normales et Pathologiques	Acide urique contenu dans 1 litre d'urine. Dosage par notre méthode.	Acide urique contenu dans 1 litre d'urine. Dosage par la méthode Salkowski-Ludwig.	Composés xantho-uriques contenus dans 1 litre d'urine. Dosage par notre méthode.	Composés xantho-uriques contenus dans 1 litre d'urine. Méthode Hermann-Haycraft.	Composés xanthiques contenus dans 1 litre d'urine. Dosage par notre méthode.
I. — Urine normale.	0^{gr}637	0,625	0,790	0,730	0^{gr}153
II. — Urine pathologique. Alcoolisme et artério-sclérose.	0,225	0,230	0,290	0,272	0,065
III. — Urine normale.	0,506	0,488	0,645	0,655	0,139
IV. — Urine normale.	0,675	0,670	0,820	0,780	0,145
V. — Urine pathologique. Alcoolisme et artério-sclérose.	0,165	0,160	0,194	0,185	0,029
VI. — Urine normale.	0,436	0,432	0,520	0,499	0,084
VII. — Urine normale.	0,536	0,512	0,661	0,640	0,125
VIII. — Urine pathologique. Diabète.	0,412	0,430	0,577	0,557	0,165
IX. — Urine pathologique. Albuminurie. Eclampsie.	0,228	9,220	0,303	0,292	0,075
X. — Urine pathologique. Arthritisme.	0,740	0,725	0,850	0,830	0,110
XI. — Urine normale.	0,420	0,420	0,570	0,544	0,150

Urines normales et Pathologiques	Acide urique contenu dans 1 litre d'urine. Dosage par notre méthode.	Acide urique contenu dans 1 litre d'urine. Dosage par la méthode Salkowski-Ludwig.	Composés xantho-uriques contenus dans 1 litre d'urine. Dosage par notre méthode.	Composés xantho-uriques contenus dans 1 litre d'urine. Méthode Hermann-Haycraft.	Composés xanthiques contenus dans 1 litre d'urine. Dosage par notre méthode.
XII. — Urine pathologique. Albuminurie. Eclampsie.	0,063	Traces indosables par la méthode Salkowski-Ludwig.	0,076	0,074	0,013
XIII. — Urine pathologique. Arthritisme.	0,84	0,790	Le précipité est devenu noir, la fin du dosage a été peu visible.	id..	?
XIV. — Urine normale.	0,418	0,430	0,520	0,510	0,102
XV. — Urine pathologique. Rhumatisme tuberculeux.	0,603	0,610	0,723	0,712	0,120
XVI. — Urine pathologique. Insuffisance mitrale.	0,170	0,160	0,225	0,218	0,055
XVII. — Urine pathologique. Péritonite bacillaire.	0,612	0,600	0,740	0,720	0,128
XVIII. — Urine normale	0,380	0,390	0,480	0,465	0,100
XIX. — Urine pathologique. Syphilis tertiaire.	0,211	0,202	0,270	0,260	0,059
XX. — Urine pathologique. Rhumatisme articulaire aigu.	0,904	0,900	1,080	1,040	0,176
XXI. — Urine normale.	0,292	0,306	0,360	0,340	0,068
XXII. — Urine pathologique. Douleurs rhumatoïdes. Asystolie.	0,780	0,750	0,920	0,890	0,140

CONCLUSIONS

1° Le chlorhydrate d'ammoniaque et le réactif argentico-magnésien sont les meilleurs précipants de l'acide urique pur en solution neutre et également les plus rapides ;

2° Dans les urines ces deux sels donnent également de très bons résultats pour la précipitation de l'acide urique ;

3° Le chlorhydrate d'ammoniaque permet de précipiter l'acide urique seul ; le réactif argentico-magnésien précipite l'acide urique et les composés xanthiques ;

4° L'acide urique pur peut se doser facilement au permanganate de potasse ; c'est en milieu sulfurique que l'oxydation donne les meilleurs résultats ;

5° Le degré d'acidité et la dilution n'ont aucune influence sur le dosage, la température influe seule sur les résultats. La température de 50° pouvant être obtenue artificiellement par une addition convenable d'acide sulfurique est celle qui convient le mieux au dosage ;

6° La méthode au permanganate que nous venons de décrire permet de doser dans les urines, rapidement, simplement et d'une façon suffisamment exacte pour les besoins de la clinique :

1° L'acide urique seul ;

2° Les composés xantho-uriques ;

3° Par différence, les composés xanthiques.

INDEX BIBLIOGRAPHIQUE

BÉHAL. — Traité de chimie organique, 1901.

BLARÈS ET DENIGÈS. — Comptes rendus de l'Académie des sciences, 1887.

BLARÈS ET TOUROU. — Répertoire de pharmacie, 1899, p. 263.

BYASSON. — *Journal de Pharmacie et de Chimie*, 1882, t. VI.

CAZÉ. — Sur le dosage de l'acide urique, thèse de Lille, 1895.

CROLAS ET MOREAU. — Traité de pharmacie chimique, 1902.

DEMOULIÈRES. — *Union pharmaceutique*, 15 août 1901.

DENIGÈS. — Chimie analytique, 1903.

DEROIDE. — Contribution à l'étude des procédés de dosage de l'acide urique, thèse de Lille, 1891.

FOLLIN ET SCHAFFER. — *Journal de Pharmacie et de Chimie*, 1901, t. XIV, p. 165.

FOLLIN — *Journal de Pharmacie et de Chimie*, 1898, p. 459.

— Chimie physiologique et pathologique d'Hugounenq, 1898.

FOLLIN-HOPKINS. — Chimie physiologique et pathologique d'Hugounenq, 1903.

GAUTHIER ARMAND. — Chimie biologique, 1892.

HUGOUNENQ. — Chimie physiologique et pathologique, 1903.

HORBACZEWSKI. — Unteruschung über die entstehung der Harnsaüre in Saügethierorganisen.

MALLET. — Répertoire de pharmacie, 1899, p. 100.

POULAIN. — Dosage de l'acide urique, Lille, 1899.

NEUBŒUR ET VAGEL. — Aubeitung über Analyse des Harms.

SALKOWSKI. — Die Leshe von Harn, Berlin, 1882.

LYON

Imprimerie A. STORCK et Cie

Rue de la Méditerranée, 8